BIBLIOTHÈQUE DES GENS DU MONDE

TRAITEMENT RATIONNEL

DE LA

BLENNORRHAGIE

PAR

LE DOCTEUR MARMONIER

(de Marseille)

Chevalier de la Légion d'honneur
Officier d'Académie
Membre de la Société de Dermatologie et de Syphiligraphie
de Paris

—•❋❋❋•—

MARSEILLE
LIBRAIRIE DE LA BOURSE

1898

TRAITEMENT RATIONNEL

DE LA

BLENNORRHAGIE

Grenoble, imprimerie ALLIER FRÈRES,
26, Cours Saint-André, 26.

BIBLIOTHÈQUE DES GENS DU MONDE

TRAITEMENT RATIONNEL

DE LA

BLENNORRHAGIE

PAR

LE DOCTEUR MARMONIER

(de Marseille)

Chevalier de la Légion d'honneur,
Officier d'Académie
Membre de la Société de Dermatologie et de Syphiligraphie
de Paris.

MARSEILLE

LIBRAIRIE DE LA BOURSE

1898

DU MÊME AUTEUR :

De la Transfusion du sang (Ouvrage couronné par la Faculté de médecine de Montpellier). — G. MASSON, éditeur, Paris, 1869.

De la péritonite et de la pneumonie rhumatismales (Extrait du Lyon médical, 1873).

Contribution à l'étude de l'étiologie de la fièvre typhoïde (Extrait du Dauphiné médical, 1877).

De l'œdème cutané dans la pleurésie (Ibid., 1878).

De l'anurie hystérique (Ibid., 1878).

Des accidents attribués à la médication par le salicylate de soude (Ibid., 1879).

Guide médical de l'officier détaché. — DUMAINE, éditeur, Paris, 1879).

Diagnostic différentiel des maladies de la moelle épinière (Préface de M. le Professeur Charcot). — G. MASSON, éditeur, Paris, 1880.

Observation et réflexions cliniques sur un cas de Kyste hydatique suppuré du foie suivi de guérison (Extrait du Lyon médical, 1883).

De l'hygiène des troupes en marche. Aix, 1891.

Des modes de contagion du choléra et des moyens de s'en préserver. Aix, 1893.

Des dermopathies blennorrhagiques (Extrait du Dauphiné médical, 1894).

De l'hygiène de la peau. — Librairie de la Bourse, Marseille, 1896.

De l'hygiène de la chevelure (Idem).

De l'hygiène dans la blennorrhagie (Idem).

De l'hygiène dans la syphilis (Idem).

Observation de syphilide tuberculo-ulcéreuse serpigineuse géante (Extrait du journal des Maladies cutanées et syphilitiques, 1896).

Du traitement de la blennorrhagie féminine par les tiges d'icthyol (Idem, 1896).

Traitement des plaques muqueuses par les fumigations de calomel (Idem, 1896).

Chancres syphilitiques de la joue (Idem, 1897).

J'ai déjà insisté, dans mon livre relatif à l'*Hygiène dans la blennorrhagie*[1], sur la gravité de la blennorrhagie, sur les conséquences fâcheuses qu'elle est susceptible de déterminer si on la néglige ou si on la soigne mal, sur la nécessité de la bien traiter, surtout dès son début, sur les dangers de contagion auxquels elle expose. Je ne crois pas inutile de les rappeler ici brièvement.

On a trop souvent une tendance à considérer la blennorrhagie comme une maladie sans importance, à la traiter à la légère, à demander d'abord des conseils à des personnes étrangères à l'art de guérir, à des amis inexpérimentés, plutôt qu'à des méde-

---

[1] Librairie de la Bourse, Marseille.

cins instruits. C'est un grand tort. Négliger
de se soigner, ou employer des remèdes
empiriques, des injections précoces ou intem-
pestives, c'est s'exposer à rendre la blennorrhagie chronique, à voir survenir des complications, soit immédiates, soit tardives.

Les complications immédiates peuvent se
manifester sur les testicules, la prostate, la
vessie, voire même les reins, par la propa-
gation des microbes de la blennorrhagie ; on
peut ainsi voir survenir une *orchite* (qui
entraîne la stérilité quand elle atteint les
deux testicules), une *prostatite*, une *cystite*
(affections pouvant devenir chroniques),
enfin une inflammation des reins *(pyélite)*
pouvant devenir mortelle.

Les complications immédiates peuvent se
manifester encore sur des régions ou des
organes éloignés, sur les articulations, sur
le cœur ; on peut voir survenir des accidents
témoignant d'une infection générale : un
rhumatisme blennorrhagique suivi parfois de
l'ankylose de l'articulation atteinte, un épan-

chement dans l'enveloppe séreuse du cœur
(*péricardite*), trop souvent mortelle.

Parmi les complications tardives, la plus
fréquente consiste dans le *rétrécissement* du
canal de l'urèthre, pouvant déterminer des
abcès urineux, des fistules.

Tels sont les dangers qui peuvent résul-
ter d'une négligence coupable ou de soins
défectueux.

Mais la blennorrhagie n'est pas seulement
dangereuse pour l'individu qui en est atteint.
Elle est dangereuse également pour la
femme à laquelle elle aura été communiquée,
et peut porter pendant des années une
sérieuse atteinte à sa santé. J'ai consacré un
chapitre de mon livre à ce sujet.

La blennorrhagie est dangereuse aussi
pour l'enfant qui pourra naître dans ces conditions d'infection des organes génitaux de la
mère : il pourra, lors de sa venue au monde,
contracter, au moment de son passage à tra-
vers un vagin contaminé, une ophtalmie des
plus dangereuses et entraînant souvent la
perte irrémédiable de la vue.

J'en ai dit assez, je pense, pour faire entrevoir l'impérieuse nécessité de soigner la blennorrhagie dont on est atteint, de la soigner dès qu'elle vient de se manifester et durant tout le cours de son évolution jusqu'à sa guérison complète, définitive, aussi bien en dehors du mariage que dans le mariage, de la soigner à l'aide d'un traitement rationnel, basé exclusivement sur les découvertes scientifiques modernes. Le malade ainsi averti n'aura qu'à s'en prendre à lui-même des accidents qu'il pourra voir survenir, s'il s'est mal soigné.

TRAITEMENT RATIONNEL

DE LA

BLENNORRHAGIE

CHEZ L'HOMME

La science progresse chaque jour. Nous sommes déjà loin du temps où une blennorrhagie, à quelque période qu'elle fût, était toujours traitée de la même façon, où le traitement employé pour la combattre était inspiré la plupart du temps par l'empirisme seul, où le traitement incomplet, mal dirigé ou pratiqué intempestivement, n'avait souvent d'autre résultat que d'amener une guérison passagère, apparente, suivie de recrudescence après chaque excès commis par le malade, et de faciliter le passage de l'affection à l'état chronique, avec toutes ses conséquences fâcheuses.

Aujourd'hui, grâce aux découvertes dues au microscope, on a pu établir un traitement rationnel et scientifique de la blennorrhagie, traitement pour ainsi dire universellement adopté par tous les médecins instruits, et qui donne des résultats supérieurs à ceux obtenus par les autres modes de traitement employés jusqu'ici.

Mon but, en écrivant ce livre, est d'exposer brièvement ce traitement. Je rappellerai une fois pour toutes que ce livre est destiné non aux médecins, mais aux malades soucieux de se bien soigner, afin de leur faire connaître en quoi consiste le traitement rationnel de la blennorrhagie, traitement uniquement basé sur les connaissances scientifiques modernes. De cette façon, ils pourront se rendre compte, avant d'avoir

recours aux diverses opérations que néces-
site le traitement de leur affection, de la
nécessité de modifier, durant le cours du
traitement, suivant les circonstances et les
diverses périodes de cette affection, les
moyens destinés à la combattre. La lecture
de ce livre leur permettra d'accepter facilement ce mode de traitement, en les rassurant
sur son innocuité absolue, et préviendra les
questions et les objections que nombre d'entre eux ne manquent pas de faire au médecin relativement à la durée du traitement,
à ses conséquences, etc. Qu'ils ne s'atten-
dent point à ce que j'indique ici les formules
ni les doses des médicaments à employer,
parce que nombre d'entre eux, tentés de se
soigner eux-mêmes, croiraient devoir se servir de la même formule du commencement
à la fin de leur maladie ; ils feraient, la plupart du temps, fausse route en prolongeant
trop longtemps l'usage des médicaments, en
forçant les doses, en entretenant alors une
irritation nuisible, ou en les suspendant trop

tôt et, par ainsi, s'exposeraient à voir leur
maladie récidiver rapidement.

La **blennorrhagie** est caractérisée par un
écoulement du canal de l'urèthre, écoulement
dû, la plupart du temps, à la présence d'un
microbe spécial, qu'on a appelé *gonocoque*,
ayant pénétré dans l'urèthre, et que l'on peut.
trouver dans la blennorrhagie chronique,
aussi bien que dans la blennorrhagie aiguë.

Cet écoulement peut persister alors que
le gonocoque a disparu de l'urèthre : il est
alors peu virulent et est dû, soit à la présence
d'autres microbes, soit à une altération con-
sécutive de la muqueuse du canal.

Dans le plus petit nombre des cas, le gonocoque ne se rencontre jamais dans le produit de l'écoulement : de là, la distinction qui
doit être faite entre la *blennorrhagie à gonocoques* et la *blennorrhagie sans gonocoques*,
distinction d'une haute importance, puisque
chacune de ces variétés de la blennorrhagie
exige un traitement différent.

Il est impossible d'instituer un traitement rationnel de la blennorrhagie sans le secours incessant du microscope. Ce traitement varie, en effet, selon que la sécrétion de l'urèthre contient des gonocoques, qu'elle contient des gonocoques seuls ou associés à d'autres microbes, qu'elle ne contient que des microbes autres que les gonocoques, ou qu'elle ne contient aucune espèce de microbes. Ces diverses constatations ne peuvent être faites que grâce à des examens microscopiques répétés.

Le traitement de la blennorrhagie comprend trois ordres de moyens : le traitement hygiénique, le traitement interne et le traitement local, le plus important de tous.

Traitement hygiénique.

Auxiliaire non seulement utile, mais absolument indispensable du traitement de la blennorrhagie, le traitement hygiénique se trouve longuement exposé dans mon

livre sur « *l'Hygiène dans la blennorrhagie* ».
Je n'y reviendrai donc pas ici.

Traitement interne.

Le traitement interne comprend soit la
médication par les tempérants, soit la médication par les balsamiques.

La médication par les tempérants (bains,
boissons alcalines, diurétiques) convient
dans la période inflammatoire de la blennorrhagie, lorsque celle-ci n'est pas traitée par
les grands lavages au permanganate de
potasse.

La médication par les basalmiques (copahu,
cubèbe, santal, etc.) convient à la période de
déclin de la blennorrhagie aiguë et à certaine période de la blennorrhagie chronique.

Traitement local.

Le traitement local comprend :

a) Les *grands lavages de l'urèthre* au

permanganate de potasse, que l'on emploie tout à fait au début de la blennorrhagie aiguë à gonocoques, et dans la blennorrhagie chronique à gonocoques ; les grands lavages de l'urèthre au sublimé ou au nitrate d'argent, que l'on emploie dans les cas où il existe des microbes autres que les gonocoques ;

b) Les *injections*, recommandées seulement dans les cas où la blennorrhagie est limitée à l'urèthre antérieur, employées aujourd'hui de moins en moins, parce qu'on a pu se rendre compte de leur insuffisance, de leur inefficacité dans les cas où la blennorrhagie siège sur toute l'étendue du canal ou seulement dans l'urèthre postérieur, et parce qu'elles déterminent souvent des complications (orchite, prostatite, etc.) auxquelles n'exposent pas les grands lavages ;

c) Les *instillations* de nitrate d'argent ou de sulfate de cuivre, employées à la période terminale de la blennorrhagie aiguë et dans

la blennorrhagie chronique, après la disparition des gonocoques ;

d) La *dilatation* du canal de l'urèthre,
employée dans la blennorrhagie chronique.

Par ce qui précède, le malade atteint de
blennorrhagie peut déjà pressentir qu'il
aurait grand tort, pour se traiter, de choisir
au hasard le premier venu des nombreux
procédés qui ont été préconisés tour à tour
pour combattre son affection. Il agira sage-
ment en s'en rapportant aux conseils d'un
médecin éclairé, d'autant plus que ce dernier
a besoin, avant de lui indiquer le traitement
qui lui convient, de se livrer à certains
examens, à certaines explorations, d'être fixé
sur certains points, qui, seuls, peuvent lui
permettre d'instituer une médication utile.

La simple constatation d'un écoulement
ou d'un suintement de l'urèthre ne constitue
pas un élément suffisant pour permettre
d'établir un traitement. Ce serait vraiment
trop facile. Il faut encore que le médecin soit

renseigné sur la nature des microbes qui existent dans la sécrétion de l'urèthre, sur la localisation ou l'étendue des surfaces sécrétantes, sur les altérations de la muqueuse du canal, sur l'ancienneté de la maladie. Le problème, on le voit, n'est pas aussi simple qu'il peut paraître à beaucoup.

a) La nature de l'écoulement est un des éléments les plus importants à connaître. La sécrétion peut renfermer des gonocoques seuls, — ou des gonocoques associés à d'autres microbes, — ou seulement des microbes autres que les gonocoques, — ou il peut ne renfermer aucun microbe.

Un examen microscopique peut seul permettre d'être fixé sur ces divers points.

b) La blennorrhagie peut n'occuper que l'urèthre antérieur, c'est-à-dire la partie antérieure de l'urèthre, ainsi qu'on l'observe dans les tout premiers jours de la blennorrhagie aiguë ou dans certains cas de blennorrhagie chronique.

2

Elle peut n'occuper seulement que l'urèthre postérieur, autrement dit la partie postérieure de l'urèthre, ainsi qu'on l'observe dans la plupart des cas de blennorrhagie chronique.

Enfin, elle peut avoir envahi toute l'étendue du canal, ainsi qu'on l'observe dans la période d'état de la blennorrhagie aiguë.

c) La blennorrhagie aiguë peut avoir déterminé certaines altérations de la muqueuse du canal que l'on constate quand la maladie est passée à l'état chronique.

Ces altérations peuvent n'avoir atteint que les couches superficielles de la muqueuse, ou avoir envahi celle-ci dans toute son épaisseur ou dans une grande partie de son épaisseur et avoir déterminé la formation d'un rétrécissement du canal, rétrécissement qui exige tous les soins.

d) L'ancienneté de la blennorrhagie, l'existence et le nombre des blennorrhagies précédentes, sont des renseignements importants à connaître.

Une blennorrhagie est d'autant plus facilement curable qu'elle est récente et que le malade a été atteint moins de fois de blennorrhagies antérieures.

Plus une blennorrhagie est ancienne, plus on doit redouter l'existence d'un rétrécissement, plus il sera nécessaire d'explorer le canal pour s'en rendre compte.

La période de temps qui s'est écoulée entre le dernier coït pratiqué et l'apparition de l'écoulement peut permettre de savoir si cet écoulement est dû à une blennorrhagie contractée récemment, ou s'il est dû à une recrudescence d'une blennorrhagie antérieure et dont le malade se croyait guéri. Quand l'écoulement est le résultat d'une blennorrhagie récemment contractée, il n'apparaît généralement que quatre à cinq jours après le dernier coït. Quand il est le résultat d'une recrudescence d'une blennorrhagie non guérie, il se montre le lendemain même du jour où le malade aura commis quelque excès (excès de coït ou de boissons).

Je n'indiquerai pas ici quels sont les procédés que la science met à la disposition du médecin pour lui permettre d'être fixé sur tous ces points et d'appliquer le traitement qui convient à chaque cas particulier. Mais ce que je viens de dire doit suffire pour faire comprendre combien le traitement de la blennorrhagie peut parfois être hérissé de difficultés, et combien, dans certaines formes de la blennorrhagie, que beaucoup traitent de maladie sans importance, il peut être difficile à un malade d'arriver à la guérison, s'il voulait se soigner lui-même ou d'après les conseils d'amis inexpérimentés, en se contentant de faire usage seulement de tisanes, de balsamiques, ou d'injections quelconques. En effet, ces moyens qui peuvent convenir à certaine période de la blennorrhagie, peuvent être nuisibles à telle autre ; dans d'autres cas, ils sont complètement impuissants à assurer la guérison.

—✕—

PREMIÈRE PARTIE

Blennorrhagies à gonocoques.

Toutes les blennorrhagies ne se ressemblent pas. Il serait donc illusoire de croire que le même traitement doit convenir à chaque cas de blennorrhagie. Je vais rapidement exposer les diverses formes que la blennorrhagie peut revêtir.

La blennorrhagie peut ne présenter qu'une seule période : celle durant laquelle il existe des gonocoques. Très souvent, quand la maladie a été bien traitée, quand elle a été traitée dès son début surtout, toute sécrétion disparaît en même temps que les gonocoques : elle est alors guérie complètement, définitivement, sans donner naissance à des complications pouvant surgir ultérieure‑ ment.

Parfois, et la plupart du temps consécuti‑ vement à des injections faites par le malade avec des seringues à injection et des solu‑ tions non stérilisées, les gonocoques sont associés à d'autres microbes qui sont venus ajouter à l'infection du canal.

Dans d'autres cas, les gonocoques ont complètement disparu, et cependant l'écou‑ lement persiste, mais avec une intensité moindre. L'examen microscopique permettra de connaître s'il y a dans le produit de cet écoulement des microbes autres que les gonocoques ou s'il n'y a pas de microbes du tout. Dans ce dernier cas, l'exploration du canal de l'urèthre permettra de découvrir la lésion qui entretient ce suintement et de la combattre par une médication appro‑ priée.

Un traitement particulier doit être appli‑

qué à chacune de ces diverses formes de la blennorrhagie.

Quand il existe des gonocoques, aussi bien dans la blennorrhagie chronique que dans la blennorrhagie aiguë, il faut les poursuivre, où qu'ils soient, tant qu'ils persistent : les grands lavages au permanganate de potasse constituent le meilleur moyen de les supprimer.

Quand il existe d'autres microbes d'infection secondaire associés aux gonocoques, on les combattra, au moment opportun, à l'aide de lavages constitués par un mélange de permanganate de potasse et de sublimé.

Quand le suintement ne contient que des microbes d'infection secondaire ou qu'il ne contient aucune espèce de microbes, on emploiera les lavages ou les instillations de nitrate d'argent.

Quand, malgré toutes les médications employées, le suintement persiste, on doit chercher, par exemple, s'il n'existe pas un rétrécissement du canal, et le traiter par la

dilatation. Enfin, s'il n'existe pas de complication locale qui entretient ce suintement,
on. devra modifier la constitution du
malade.

En dernier lieu, quand le malade est
guéri, il devra protéger son canal contre
toute réinfection nouvelle, la muqueuse
de l'urèthre possédant pendant quelque
temps une susceptibilité toute spéciale qui
lui permet de se réinfecter facilement de
microbes divers.

Telles sont, esquissées à grands traits, les
indications variées qu'il peut être indispensable d'appliquer à tel ou tel cas de blennorrhagie. Je vais les exposer successivement et
dans tous leurs détails qu'il importe de
connaître.

I.

SUPPRESSION DES GONOCOQUES.

Il existe, est-il besoin de le dire, un nombre considérable de médications dirigées par les médecins, depuis des siècles, contre la blennorrhagie. Malgré tous ces efforts, on est obligé d'avouer qu'il n'existe pas encore de remède spécifique permettant de guérir, de *couper*, à coup sûr et dans un temps déterminé, un cas de blennorrhagie pris au hasard (Dr Delefosse).

La découverte du gonocoque a ouvert une nouvelle voie à la thérapeutique. Puisque la blennorrhagie est due à un microbe spécifique, il est rationnel que le traitement doive s'appuyer sur l'emploi d'un antiseptique qui puisse : 1° tuer les gonocoques ; 2° augmenter aussi peu que possible l'inflammation ; 3° ne pas léser la muqueuse de l'urèthre elle-même. Après de nombreux essais, le choix des praticiens s'est arrêté sur le permanganate de potasse, dont l'emploi a donné jusqu'ici les meilleurs résultats.

Les injections n'atteignant pas, la plupart du temps, la partie postérieure du canal de l'urèthre, on a imaginé de porter l'action du médicament sur toute l'étendue du canal en pratiquant des lavages complets de ce dernier. Cette nouvelle méthode de traitement local de la blennorrhagie est pour ainsi dire universellement adoptée aujourd'hui. On se sert, ai-je dit, d'une solution de permanganate de potasse pour pratiquer ces grands lavages antiseptiques. Outre son action antiseptique, le permanganate de potasse possède la propriété de déterminer, dans les glandes de la muqueuse de l'urèthre, une sécrétion séreuse abondante, qui contribue à expulser les gonocoques hors de ces glandes et à les rejeter dans le canal pour être balayés ensuite par les lavages pratiqués ultérieurement, et qui apporte

dans la muqueuse de l'urèthre une modifi-
cation si profonde que celle-ci devient absolument impropre au développement des
gonocoques épargnés par l'action antiseptique.

Des grands lavages de l'urèthre.

Pour faire les grands lavages, on se sert
d'un appareil des plus simples et qui se
compose : 1º d'un bock en verre ou en tôle
émaillée, de la contenance de deux litres, et
semblable à ceux dont se servent les femmes
pour les injections vaginales ; 2º d'un tube en
caoutchouc de deux mètres de longueur ;
3º d'une canule en verre terminée par un bout
conique ; 4º d'un robinet ou d'un curseur fixé
près de l'extrémité inférieure du tube de
caoutchouc, et qui permet de modérer, de
régler, d'arrêter à volonté l'écoulement du
liquide.

Le tube en caoutchouc est adapté d'une
part à la partie inférieure du bock, et d'autre

part à la canule en verre, dont le bout conique doit entrer facilement dans le méat de
l'urèthre et l'obturer parfaitement.

Le bock est fixé à une hauteur qui varie
suivant la pression que l'on veut obtenir et
suivant les indications spéciales du médecin.
Il doit être préservé des poussières atmos-
phériques. La canule, une fois le lavage fait,
doit être conservée dans un récipient rempli
d'une solution antiseptique de sublimé, afin
de préserver le malade de se réinfecter avec
un instrument souillé d'une sécrétion de
nature contagieuse. La dose de la solution
de permanganate qui doit servir aux lavages,
doit être ajoutée, à chaque séance de lavage,
à un litre d'eau bouillie qui doit être versée
tiède dans le bock.

Pour faire un lavage, il est préférable que
le malade soit couché : la position horizon-
tale permet d'éviter toute syncope à laquelle
peuvent avoir une certaine tendance, lors des
premiers lavages, certains malades pusilla-
nimes ou trop impressionnables. On étend

sur le lit une toile imperméable. On place sous le siège du malade un bassin ou un autre récipient destiné à recevoir le liquide ressortant de l'urèthre. Si le malade ne peut être couché, il s'assied sur le bord d'une chaise avec une toile imperméable qui conduit le liquide dans un sceau placé entre ses jambes.

Avant chaque lavage, le malade urine; le gland et le prépuce sont soigneusement lavés avec le premier jet de la solution de permanganate; puis on procède au lavage.

Ce lavage comprend deux temps. Dans le premier temps, on lave seulement le canal antérieur, c'est-à-dire la portion antérieure de l'urèthre : la canule en verre est introduite dans le méat, on laisse le liquide s'écouler et distendre le canal antérieur, puis on retire la canule en obturant en même temps le tube en caoutchouc pour supprimer l'écoulement du liquide. Le liquide injecté ressort aussitôt par le méat en jet plus ou moins fort. On replace la canule, et on

répète cette manœuvre un certain nombre
de fois jusqu'à ce qu'on ait laissé s'écouler
le tiers environ de la quantité du liquide
contenu dans le bock. Pour faire le lavage
du canal antérieur, le bock doit être fixé à
une hauteur de cinquante centimètres environ au-dessus de la chaise ou du lit sur
lequel le malade est couché.

On procède immédiatement après au
lavage du canal postérieur. On élève le bock
à une hauteur qui varie entre un mètre et un
mètre cinquante centimètres. On maintient
alors la canule adaptée au méat aussi hermé-
tiquement que possible, et on laisse couler le
liquide qui pénètre dans la vessie. Peu à peu
la vessie, qu'il faut éviter de trop distendre,
se remplit, et, dès que le besoin d'uriner se
fait sentir, le malade urine dans le récipient
placé entre ses jambes. On renouvelle cette
manœuvre à plusieurs reprises, si les besoins
d'uriner sont fréquents, jusqu'à ce que le
bock soit entièrement vidé. L'opération terminée, le malade urine pour vider sa vessie

aussi complètement que possible, et, pour protéger le linge contre les taches produites par la solution de permanganate, il place au devant du méat un peu de coton hydrophile qui est maintenu naturellement en le recouvrant avec le prépuce.

Tel est le mode de procéder aux grands lavages de l'urèthre, suivant la pratique adoptée à l'hôpital Necker, à Paris, où je l'ai appliqué maintes fois à la consultation du service de M. le Professeur Guyon.

Les premières séances de lavages sont quelquefois un peu douloureuses et provoquent, à leur suite, quelques fréquents besoins d'uriner ; mais au bout de trois ou quatre séances, le malade urine moins souvent et sans aucune douleur. Quand le liquide ne pénètre pas très facilement, le malade doit, de temps en temps, pour faciliter son introduction, pousser comme s'il voulait uriner, sans retirer la canule. Si le liquide a de la difficulté à pénétrer, il est préférable de ne pas insister, il vaut mieux attendre sans élever la pression, et le lavage se fait toujours facilement à la deuxième ou à la troisième séance.

On doit commencer à se servir d'une solution contenant une faible dose de permanganate, pour arriver progressivement, pour les lavages ultérieurs, à des doses de plus en plus élevées, mais sans jamais dépasser celles conseillées par le médecin. A doses égales, un lavage fait deux fois plus lentement qu'un autre exerce une action deux fois plus énergique que lui. Si donc, le liquide s'écoule trop lentement, il faut savoir s'arrêter et n'utiliser qu'une partie de la solution contenue dans le bock.

Ce mode de traitement de la blennorrhagie par les grands lavages n'offre aucun danger. Il supprime toute chance de complications dans le présent (orchite, etc.) et dans l'avenir (rétrécissement). La pression exercée sur les parois du canal par la colonne liquide injectée distend celles-ci, beaucoup mieux que ne saurait le faire une injection quelconque.

et permet de dépister, de chasser les gonocoques des replis de la muqueuse de l'urèthre, sous lesquels ils pourraient rester
cachés.

Ce mode de traitement permet au malade
de ne pas avoir à se soigner chez lui, s'il ne
vit pas seul et s'il veut cacher sa maladie
aux personnes de son entourage, car il n'a
qu'à se rendre chez le médecin pour se faire
faire de grands lavages ; de cette façon, il n'a
pas à craindre qu'on découvre chez lui une
seringue à injection ou des solutions pouvant provoquer des questions indiscrètes.

Le malade peut sans doute faire lui-même
les grands lavages, à la condition que le
médecin lui ait appris à les pratiquer ainsi
qu'il convient, et lui ait indiqué les doses du
médicament à employer, le nombre des
lavages à faire, etc. Mais il arrive trop souvent que le malade emploie toujours les
mêmes doses ou les modifie à sa guise, suivant que l'imagination ou les lectures le lui
conseillent. La difficulté de ce traitement

consiste justement à savoir régler les doses
et le nombre des lavages, de manière à maintenir la réaction séreuse sans arriver à
accroître l'irritation déjà existante. Si le
malade est trop prudent, s'il n'emploie toujours que de faibles doses, l'écoulement ne
tarde pas à redevenir purulent et à faciliter
la repullulation des gonocoques ; s'il est
trop hardi, et si, dans l'empressement qu'il
met à vouloir se guérir rapidement, il emploie de trop fortes doses, il arrive à créer
un gonflement parfois considérable de la
muqueuse de l'urèthre, à provoquer même
de petites hémorrhagies. Le juste milieu ne
peut s'acquérir que par une grande habitude. C'est ce qui a fait dire à un spécialiste
distingué, le docteur Delefosse :

« Le traitement par les grands lavages
exige de la part de l'opérateur une connais-
sance approfondie de la méthode, une expérience de son emploi très développée, tant
pour le manuel opératoire que pour le
maniement des doses, à tel point que seuls

les spécialistes doivent l'entreprendre. Laisser faire ce traitement par les malades est donc d'une très grande témérité. On doit, en conséquence, admettre, en première ligne, la dépendance absolue du malade à son médecin, en seconde ligne, des médecins qui se livrent spécialement à cette méthode, à l'exclusion de toute autre pratique médicale. Je laisse de côté, bien entendu, la question douleur, que l'on peut prévenir par une injection de cocaïne avant le lavage, l'installation du malade, la malpropreté du traitement, le dégât des objets environnants, qui instruiront l'entourage du malade sur la nature de son affection. » J'ajouterai que les examens microscopiques, dont la nécessité s'impose si fréquemment durant le cours du traitement par les lavages, permettent seuls de fixer les espacements obligés entre chaque lavage, ainsi que les doses variables du médicament à employer.

Les grands lavages peuvent être appliqués soit tout à fait au début d'une blennorrhagie aiguë, soit au déclin d'une blennorrhagie aiguë, en d'autres termes dans une blennor- rhagie subaiguë, soit dans la blennorrhagie chronique, quand on a constaté la présence de gonocoques dans le produit de l'écoule- ment.

I.

Traitement de la blennorrhagie aiguë à son début.

Les grands lavages précoces, c'est-à-dire employés dès le début de la maladie, consti- tuent le traitement abortif de la blennor- rhagie aiguë. Ils offrent l'avantage non seulement de tarir l'écoulement plus ou moins vite, mais encore d'empêcher la pro- duction de lésions ultérieures de la muqueuse du canal que ne manque pas de déterminer une suppuration prolongée. Car la complica- tion un peu sérieuse que le blennorrhagique

doit redouter pour l'avenir, est un rétrécissement du canal, complication dont il sera
question plus loin.

Tarir le plus tôt possible l'écoulement de
la blennorrhagie est donc le but que doivent
s'empresser de poursuivre et le médecin et
le malade. Aucune autre méthode de traitement ne peut être comparée, quant aux
résultats obtenus, au traitement abortif par
les grands lavages au permanganate. La
guérison sera d'autant plus vite obtenue que
la blennorrhagie sera plus récente, qu'elle
sera limitée à la partie antérieure du canal,
que les gonocoques n'auront pas eu le temps
de s'infiltrer sous la muqueuse de l'urèthre
et de gagner la partie postérieure du canal.

On peut faire avorter, on peut *couper*
une blennorrhagie aiguë si on pratique des
grands lavages avant le quatrième jour de
l'écoulement. Parfois cependant, si, après le
troisième jour, la blennorrhagie ne s'accompagne pas de phénomènes inflammatoires
trop violents, on peut encore tenter la mé-

thode abortive ; on voit, en effet, que tel malade au huitième jour de sa blennorrhagie présente des phénomènes inflammatoires moindres que tel autre au troisième jour : ce n'est donc pas précisément une question de jours. Ce n'est pas non plus une question d'abondance ou de consistance de l'écoulement : des écoulements très abondants et déjà verdâtres cèdent parfaitement au traitement abortif par les grands lavages.

Dans les deux ou trois premiers jours, l'urèthre antérieur est seul infecté. On peut alors se contenter de faire des lavages seulement dans la partie antérieure du canal, mais après s'être assuré que l'inflammation n'a pas déjà gagné toute l'étendue du canal. Dans ce but, le malade urine dans deux verres : si l'urine est trouble dans le premier verre et claire dans le second verre, c'est que la blennorrhagie est localisée à la partie antérieure de l'urèthre ; si l'urine est trouble dans les deux verres, c'est que la blennorrhagie a envahi l'urèthre postérieur :

on doit alors pratiquer des lavages complets
de tout l'urèthre.

On fait d'abord des lavages deux fois par
jour pendant quatre ou cinq jours. S'ils
étaient trop douloureux, on les ferait précé-
der, je le répète, d'une injection de cocaïne
pour insensibiliser la muqueuse du canal.
Puis on fait seulement un lavage par vingt-
quatre heures pendant quatre à cinq jours.
Si, à ce moment-là, vers le neuvième ou
dixième jour, la goutte est petite, muqueuse,
presque transparente et ne renferme pas de
gonocoques, on peut faire quelques lavages
toutes les trente-six ou toutes les quarante-
huit heures. Mais tant que la goutte renferme des gonocoques, il ne faut pas laisser
passer un seul jour, même le dimanche, sans
faire de lavage ; il suffit d'en omettre un seul
pour voir l'écoulement et les gonocoques
reparaître en plus grande abondance.

On commence toujours à faire des lavages
avec une faible dose de permanganate, pour
tâter la susceptibilité du canal. Cette dose

varie ensuite selon l'intensité de réaction du lavage précédent : plus cette réaction est forte, plus la dose doit être faible, et réciproquement. Si les lèvres du méat et l'urèthre sont gonflés, s'il y a une sécrétion abondante, si la douleur en urinant est vive, il faut employer une dose très faible ; si l'urèthre est souple, le méat normal, la sécrétion minime, la douleur en urinant presque nulle, il faut employer une dose moyenne ; si le méat a son aspect normal, s'il y a une sécrétion séreuse à peine sensible, si l'urine est claire, il faut une dose forte. En d'autres termes, la dose sera d'autant plus faible que la blennorrhagie sera plus aiguë ; elle sera progressivement croissante à mesure que l'état inflammatoire de l'urèthre s'améliorera.

Dès les premiers lavages, l'écoulement, qui était abondant, purulent, blanc ou blanc jaunâtre, devient moindre, moins épais, et séreux. La difficulté du traitement consiste justement à régler les doses et le nombre des lavages de manière à maintenir l'écoulement séreux produit par le permanganate sans arriver à créer une irritation chimique considérable.

Il faut, en général, douze à quinze lavages pour obtenir la guérison. J'ai obtenu des guérisons au bout de neuf et onze lavages. Mais il faut quelquefois vingt, vingt-cinq lavages et même davantage. Toutefois, la guérison de la blennorrhagie ayant exigé un nombre relativement élevé de lavages, sera toujours plus rapide qu'avec un autre mode de traitement.

Quand faut-il arrêter les lavages ? C'est là le point délicat. Si on les cesse trop tôt, l'expérience montre que les gonocoques ne tardent pas à repulluler ; si on les poursuit trop longtemps, on s'expose à entretenir inutilement une inflammation du canal, un suintement séreux ou séro-purulent qui, bien que ne contenant plus de gonocoques, n'en constituerait pas moins un acheminement vers la blennorrhagie chronique. D'une façon générale, voici comment il faut procéder : au bout de huit ou dix lavages, on examine de nouveau au microscope la sécrétion de l'urèthre. Si elle contient encore des gonocoques, on continue la série de lavages jusqu'à la disparition définitive de ces derniers. Si le canal, dont la sécrétion purulente s'est tarie peu à peu, par suite des premiers lavages, reste sec, si l'on n'observe aucun suintement ou seulement une légère sécrétion muqueuse sans gonocoques, on peut considérer la guérison comme probable, mais il ne faut pas cesser brusquement les lavages : on doit faire encore trois ou quatre lavages dits *de précaution* en employant des doses de plus en plus faibles.

Il est toujours difficile, je le répète une fois pour toutes, de savoir arrêter à temps les lavages au permanganate. Il ne faut jamais se fier à un chiffre de lavages préconçu : il est impossible d'établir une règle fixe à cet égard. « La plupart des échecs qu'éprouvent ceux qui n'ont pas une grande habitude de ce traitement résultent de ce qu'ils s'en tiennent volontairement à une série de neuf ou douze lavages, par exemple, en se croisant ensuite les bras en attendant la guérison. Une récidive se produit, et ils perdent confiance dans ce procédé, alors qu'un ou deux lavages de plus auraient peut-être assuré le succès. Il est infiniment préférable de prolonger sa première série que de s'exposer à en faire une seconde. Les malades sont ainsi guéris en une seule série plus ou moins longue, quelquefois assez longue, mais certainement en moins de temps qu'il n'en faudrait si on s'exposait à traiter successivement plusieurs rechutes. » (Dr Janet.)

Quand on a cessé les lavages, le malade doit s'observer journellement, examiner tous les matins si une goutte ne réapparaît pas au méat, si son urine ne contient ni flocons, ni grumeaux, ni filaments, se rendre compte s'il éprouve des démangeaisons dans le canal qui, en général, précèdent les récidives. En cas de récidive, de réapparition des gonocoques, on reprend au plus vite le traitement par les lavages, à raison d'un lavage par jour et à doses assez fortes, jusqu'à la guérison complète qui ne se fait pas attendre.

Tel est le traitement abortif de la blennor-rhagie aiguë par les lavages au permanga-nate. Sans revenir sur les avantages qu'il présente, je ferai toutefois remarquer qu'il dispense de suivre aucun traitement interne. Le malade doit s'abstenir de boissons alca-lines et de balsamiques, qui ne feraient que fatiguer inutilement son estomac. Il doit seulement observer une hygiène géné-rale rigoureuse, s'abstenir de coït, de bière, de café, de vin pur, de mets épicés, etc. [1]

[1] Voir, pour plus de détails, mon livre sur l'*Hygiène dans la blennorrhagie*.

II.

Traitement de la blennorrhagie aiguë à sa période d'état.

Vers le quatrième jour de la blennorrhagie, parfois un peu plus tard, l'écoulement devient très abondant, épais, jaunâtre ou verdâtre, le canal de l'urèthre est gonflé, très enflammé, les bords du méat sont rouges, luisants, gonflés, comme renversés en dehors, la douleur en urinant est très vive, les érections sont douloureuses et fréquentes. La blennorrhagie est arrivée à la période inflammatoire, à sa période d'état, de plein développement : c'est la blennorrhagie *suraiguë.*

Arrivée à cette période, la blennorrhagie est-elle susceptible d'être traitée par les grands lavages ? Oui, surtout si la blennorrhagie est de date récente. « Quelle que soit

l'acuité d'une blennorrhagie, il y a un tel
intérêt à tarir le plus vite possible l'écoulement, en raison des lésions ultérieures que
déterminent dans le canal la persistance des
gonocoques et un écoulement prolongé,
qu'il ne faut pas hésiter à s'exposer à un
traitement difficile et long pour arriver à ce
résultat. On commence à faire des lavages
à doses très faibles, précédés d'une injection
de cocaïne. Si ces lavages se font bien, tout
ira bien. Mais si ces lavages déterminent des
douleurs trop vives, s'ils occasionnent un
redoublement d'inflammation, en un mot,
s'ils sont impossibles, même après plusieurs
jours de tentatives prudentes de pénétra-
tion, il faut y renoncer absolument et laisser couler pour laisser passer la période
inflammatoire, quitte à reprendre, alors avec
succès, les tentatives de lavage. » (D\u1d63 Janet).

Si les lavages peuvent se faire, il faut être
prévenu que ce traitement commencé en
pleine période aiguë est toujours très long :
il peut durer plusieurs semaines. On arrive

rapidement à la cessation de toute inflammation et presque de tout écoulement ; il ne persiste guère qu'une goutte jaune le matin, mais, aussitôt qu'on cesse les lavages, la récidive se produit. Il faut alors pousser le traitement aussi loin qu'il sera nécessaire, sans jamais laisser l'écoulement se rétablir.

Si ces lavages ne peuvent se faire, il faut, ai-je dit plus haut, *laisser couler*.

Il est parfois difficile de faire accepter ce conseil au malade : laisser couler. Il se demande pour quelle raison on ne lui prescrit pas de suite un traitement destiné à *couper* sa blennorrhagie. Il est prêt à accuser le médecin de négligence à son égard. La plupart du temps, il s'empresse de faire usage des injections et des balsamiques préconisés à la quatrième page des journaux. Si encore il ne faisait qu'en user, mais il en abuse souvent.

Le médecin doit donc s'efforcer de prendre assez d'ascendant sur son malade pour lui faire comprendre que les injections pra-

tiquées durant la période inflammatoire de la
blennorrhagie ne peuvent qu'irriter davantage le canal, prolonger la durée de l'écoulement et favoriser son passage à l'état
chronique. J'en appelle à la plupart de ceux
qui ont eu une blennorrhagie et qui se sont
traités de la sorte. Ils ont pu se convaincre
facilement que, après avoir fait une série
d'injections, leur écoulement avait diminué
rapidement, mais qu'il avait reparu aussi
abondant que par le passé, lorsqu'ils avaient
supprimé les injections. Du reste, quand ils
veulent se soigner d'eux-mêmes, ils usent
de la première injection venue, de celle qu'on
leur a vantée le plus récemment, sans s'inquiéter de savoir si elle est adoucissante,
antiseptique ou astringente ; ils ignorent la
plupart du temps et la composition et les
doses du médicament qu'elle renferme, ils
emploient volontiers la même injection tant
que dure la maladie, ne savent pas que telle
injection peut être nuisible à telle période
de la blennorrhagie, qu'une injection de

sublimé, par exemple, pratiquée dans la
période inflammatoire, fait pulluler les gonocoques au lieu de les faire disparaître.

Le même résultat s'obtient d'ailleurs
quand on essaye de couper avec les balsamiques une blennorrhagie pendant sa période
inflammatoire : diminution de l'écoulement,
qui ne disparaît jamais complètement, puis
réapparition dès que le remède est supprimé.

Donc, dans la période inflammatoire de la
blennorrhagie, si on ne peut supporter les
grands lavages au permanganate, il faut
laisser couler, favoriser l'écoulement et cal-
mer les phénomènes inflammatoires par un
régime alimentaire sévère, par les bains, les
boissons alcalines, le repos général et local.
On ne devra tenter un traitement local que
lorsque le médecin aura indiqué le moment
opportun.

III.

Traitement de la blennorrhagie aiguë
à sa période de déclin.

Quand au bout d'un certain nombre de
jours (20 à 25 jours environ), pendant lesquels le malade aura suivi un traitement
adoucissant, quand il n'éprouve plus de
douleur en urinant, que les érections sont
rares et indolores, que les lèvres du méat
ne sont plus ni rouges ni gonflées, que
l'écoulement a véritablement diminué et est
devenu blanc, visqueux, un peu filant, on
peut alors instituer avec succès le traitement
par les lavages au permanganate, d'après les
règles indiquées précédemment. C'est dans
ce cas, comme, du reste, au début de la
blennorrhagie, qu'il donne les plus beaux
résultats. Bien entendu qu'il ne vise que la
disparition des gonocoques : si l'écoulement

est de date récente, si le canal n'a pas été
irrité par des injections ou par un traitement intempestif, ou s'il n'est pas altéré par
une infection précédente, on obtient, en
même temps que la disparition des gonocoques, la guérison complète de tout écoulement. Il suffit d'une série de neuf à douze
lavages, quelquefois plus.

Mais si le malade ne veut pas ou ne peut
pas faire des grands lavages, c'est le moment
opportun pour lui de faire usage des balsamiques et des injections, bien que celles-ci
ne puissent rendre les mêmes services que
les lavages.

Si on veut obtenir un résultat favorable
des balsamiques, il faut : 1° cesser le régime
adoucissant, les bains et les boissons alca-
lines ; 2° ne pas prendre les balsamiques
à doses insuffisantes, ainsi qu'on le fait très
souvent ; 3° ne pas cesser leur emploi trop
tôt.

Les balsamiques agiront d'autant plus
favorablement que le malade n'en aura pas

fait usage dans la période aiguë de sa maladie, parce que son urèthre n'aura pas déjà
été accoutumé à son action. Le choix et les
doses des balsamiques doivent être subor-
donnés à la susceptibilité de l'estomac, de
l'intestin, des reins, susceptibilité qui varie,
du reste, pour chaque malade.

Les balsamiques doivent être pris à hautes
doses, autant qu'il sera possible. Ces hautes
doses doivent être continuées, non seulement
jusqu'à la disparition complète de l'écoulement, mais plusieurs jours après ; et encore
ne faut-il pas supprimer brusquement leur
usage lorsque la guérison paraît obtenue
il faut continuer, à partir de ce moment-là,
les hautes doses pendant dix jours et les
diminuer progressivement pendant les dix
jours suivants. J'ai indiqué dans mon livre
sur l'*Hygiène dans la blennorrhagie*, quels
sont les moments de la journée où il convient de prendre les balsamiques, je n'y
reviendrai pas ici.

Lorsque le malade a pris des balsamiques,

pendant huit jours environ, que l'écoulement
est très peu accentué, ou qu'il n'existe même
simplement que des grumeaux et des filaments dans le premier jet d'urine, il peut
commencer à prendre des injections. Employées plus tôt, les injections sont nuisibles
parce qu'elles augmentent la douleur et les
phénomènes inflammatoires. Si, dans ce
cas-là, elles semblent amener la disparition
apparente des gonocoques et la suppression
de l'écoulement, ce n'est qu'une amélioration
illusoire. Le malade se croit à la veille de la
guérison. Malheureusement cet état se prolonge indéfiniment : chaque matin, au réveil,
la pression sur le méat continue d'amener
une goutte plus ou moins colorée, et il suffit,
même au bout d'un temps assez long, de
suspendre le traitement, de prendre quelques bocks de bière, ou de pratiquer le coït
pour voir en deux ou trois jours l'écoulement redevenir beaucoup plus marqué et
présenter des gonocoques en plus grande
quantité (Dʳ Guiard).

Les injections ne doivent donc être com-
mencées qu'au moment indiqué par le médecin. Je n'essaierai pas ici de mentionner les
injections nombreuses qui ont été recommandées contre la blennorrhagie. Je me bornerai à indiquer sommairement les injections
de permanganate de potasse quand il existe
des gonocoques dans le produit de l'écoulement, les injections de sublimé, de nitrate
d'argent, quand il existe des microbes autres
que les gonocoques, enfin. les injections
astringentes.

Si l'on n'emploie pas pour les injections
une solution stérilisée et une seringue soigneusement désinfectée chaque fois que l'on
veut, s'en servir, l'injection court grand
risque de déterminer une infection secondaire du canal en y laissant pénétrer des
microbes variés qui n'ont déjà que trop de
tendance à se produire spontanément.

Le malade ne doit pas faire d'autres injections que celles qui lui ont été conseillées
par son médecin. Beaucoup, tant qu'ils

constatent un suintement, ne sont que trop
portés, lorsqu'ils se soignent eux-mêmes, à
multiplier les injections, à les varier, à en
augmenter la force, et à entretenir un état
d'irritation artificielle du canal qui n'a plus
rien de blennorrhagique et qu'il suffit de
supprimer pour voir la guérison survenir.

De même que les balsamiques, les injections ne doivent pas être cessées brusquement, dès que la guérison paraît obtenue :
on doit les continuer dix jours après, en les
diminuant progressivement comme doses et
comme nombre.

Le malade se fait les injections après avoir
uriné : il se fait une première injection qu'il
ne garde pas, et une seconde injection qu'il
garde pendant deux à trois minutes[1]. Les
injections doivent toujours être faites en
poussant le piston très lentement, de
manière à ce que le liquide tombe goutte à
goutte.

[1] Voir mon livre sur l'*Hygiène dans la blennorrhagie*.

Malheureusement les injections pratiquées avec les petites seringues à injections ordinaires n'agissent le plus souvent que sur l'urèthre antérieur et ne pénètrent pas dans l'urèthre postérieur. Or, ces injections, n'agissant pas sur toute l'étendue du canal, sont nécessairement insuffisantes et laissent souvent persister un suintement que les grands lavages et les instillations, agissant sur les deux urèthres, sont seuls capables de supprimer.

IV.

Blennorrhagie chronique.

On désigne généralement sous le nom de *blennorrhagie chronique* un écoulement qui se prolonge au delà de deux ou trois mois.

Elle provient, la plupart du temps, de ce que, dans sa période initiale, la blennorrhagie a été mal traitée ou n'a pas été traitée du tout, de ce que la marche de l'inflammation a été troublée soit par une médication intempestive, soit par toute autre cause (défaut d'hygiène, excès quelconques).

Quand la blennorrhagie est de date récente, le méat est encore un peu rouge, l'émission de l'urine n'est pas ou est peu douloureuse, mais le malade éprouve encore une sensation pénible pendant l'érection et l'éjaculation, l'écoulement est peu abondant, mais persiste pour ainsi dire continu, soit jaunâtre, soit grisâtre et opalin, et est d'autant plus marqué qu'il s'est écoulé plus de temps depuis la dernière émission d'urine.

Quand la blennorrhagie est de date plus ancienne, elle se présente sous l'un des trois aspects suivants :

a) Tantôt c'est une simple goutte, plus ou moins jaunâtre, passant souvent inaperçue durant le jour, à cause de la fréquence des mictions qui ne lui laisse pas le temps de se former, devenant surtout manifeste, à l'ou-

verture du méat, le matin, au réveil, quand
le malade n'a pas uriné de la nuit ou au
moins depuis minuit ; elle apparaît soit
spontanément, soit à la suite de pressions
exercées d'arrière en avant sur la verge ;

b) Tantôt, au lieu d'une goutte, on
observe, le matin, soit un simple aggluti-
nement des bords du méat, soit des fils qui
vont de l'un à l'autre bord du méat, quand
on les écarte ;

c) Tantôt on n'observe ni goutte ni aucun
suintement, mais on constate la présence
d'un ou de plusieurs filaments dans le premier jet d'urine du matin.

Le malade ne doit donc pas se considérer
comme guéri définitivement, par cela seul
que toute sécrétion a disparu. Il viendra, un
matin, à la première heure, trouver son
médecin, et sans avoir uriné depuis minuit.
Il urinera dans un verre, et si son urèthre est
encore malade, il constatera dans son urine,

examinée par transparence, la présence de grumeaux ou de filaments, qui se sont formés dans le canal durant la nuit, et qu'a balayés le premier jet d'urine.

Quand les filaments sont multiples, courts, épais, et tombent rapidement au fond du verre, c'est que, généralement, ils contiennent du pus et des gonocoques. Quand ils sont moins nombreux, plus longs, plus transparents, et qu'ils tombent lentement au fond du verre, c'est qu'ils contiennent du mucus mélangé à du pus. Quand ils sont très peu nombreux, et souvent uniques, fins, transparents, et se maintiennent dans les couches supérieures de l'urine, quelquefois tout à fait à sa surface, c'est qu'ils ne sont constitués que par du mucus et qu'ils ne contiennent ordinairement pas de gonocoques : ils présagent une guérison prochaine.

La blennorrhagie chronique est susceptible de subir des recrudescences, des poussées aiguës sous l'influence de causes diver-

ses, telles que les excès de boissons, le coït,
une fatigue quelconque, une course en
vélocipède, par exemple. Quand on constate
ces retours d'acuité, il y a lieu de craindre
qu'il existe encore des gonocoques et de
supposer que la maladie n'a pas été bien
traitée dès son début.

Le malade, quand il voit survenir un
écoulement plus abondant à la suite d'un
coït, se demande si cet écoulement n'est
qu'une recrudescence de sa blennorrhagie
chronique ou s'il est le résultat d'une nouvelle blennorrhagie. J'ai déjà indiqué comment il pourra être fixé à ce sujet.

Dans tous les cas, on ne doit pas et on ne
peut pas instituer un traitement de la blennorrhagie chronique sans que l'examen
microscopique ait permis de constater la
présence ou l'absence de gonocoques.

Non seulement la goutte recueillie doit
être examinée au microscope, mais encore
les filaments. Il est vrai de dire que, autant
il est fréquent de trouver des gonocoques

dans la goutte du matin, autant il est rare d'en trouver dans les filaments.

De ce que l'on ne trouve pas de gono-coques dans la goutte ni dans les filaments, on ne peut affirmer qu'il n'en existe pas du tout dans les glandes de l'urèthre, ou dans les canaux de la prostate, par exemple. Par-fois, en effet, des gonocoques pénètrent dans ces foyers, où ils restent cachés, échap-pant ainsi à l'action des lavages jusqu'au moment où, par suite d'une cause quelcon-que (contraction pendant le coït, par exem-ple), ils sont expulsés dans le canal où on les retrouve après l'examen d'une nouvelle goutte. J'ai tenu à indiquer cette particula-rité, car bien souvent le malade ne peut s'expliquer comment le médecin, après lui avoir d'abord affirmé qu'il n'existe point de gonocoques, vient ensuite lui dire qu'il en a retrouvé.

Donc, le médecin, pour s'assurer qu'il n'existe pas de gonocoques dans des foyers situés en dehors du canal, fera d'abord uriner le malade, et procédera ensuite au massage de la prostate, en pressant assez fortement avec les doigts la prostate dans tous les sens, et en ramenant les doigts d'arrière en avant depuis le périnée jusqu'à l'orifice du méat, tout en exprimant le canal sur toute sa longueur.

Si cette manœuvre ne ramène pas une goutte au méat, ou si l'examen de cette goutte ne permet pas de constater la présence de gonocoques, on doit encore employer d'autres moyens pour s'assurer complètement de leur présence ou de leur absence. Dans ce but, on fait dans le canal une instillation avec quelques gouttes d'une solution de nitrate d'argent ou un lavage avec une solution de sublimé. Ces solutions déterminent une sécrétion purulente dans le canal, sécrétion dans laquelle les gonocoques, s'il en existe, se multiplient et deviennent apparents le lendemain ou le surlendemain.

Quand le malade aura été soumis à cette série d'examens sans avoir présenté une repoussée de gonocoques, on est autorisé à affirmer leur absence. Cette série d'examens exige quelques jours, et semble parfois étrange au malade qui veut être soigné tout de suite et qui est d'autant plus pressé de guérir qu'il se soigne depuis plus longtemps; il doit être averti que le choix du traitement pour guérir sa blennorrhagie dépend uniquement du résultat de ces examens ; il doit, en outre, être prévenu que, si, comme il arrive fréquemment, il vient de faire une série d'injections plus ou moins irritantes, son canal a besoin de repos, et qu'il lui est nécessaire d'attendre quinze ou vingt jours avant de recommencer un traitement.

Quand le médecin juge le moment opportun, on commence, s'il existe des gonocoques, à faire des grands lavages au permanganate. On en fait un toutes les vingt-quatre heures; ils sont très facilement supportés, parce qu'il n'y a pas d'inflammation du canal. Il suffit, en général, d'une série de douze lavages, pour amener la disparition des gonocoques. Il en faut quelquefois davantage, surtout si l'on a constaté l'existence de foyers extra-uréthraux : dans ces cas, il faut pratiquer avant chaque lavage le massage de la prostate et l'expression du canal, et prolonger la série des lavages. Le docteur Janet, qui a été le promoteur du traitement de la blennorrhagie par les grands lavages, a cité des cas dans lesquels il a dû faire 40 et même 70 lavages. Heureusement ce sont là des faits exceptionnels, mais qu'il importe cependant de signaler.

De même que dans la blennorrhagie aiguë, il ne faut pas cesser brusquement les lavages dès qu'on a constaté la disparition des gonocoques : il faut en faire trois ou quatre, à des intervalles plus espacés et avec des doses moindres.

V.

Blennorrhagie chronique avec gonocoques associés à d'autres microbes.

Il est bien rare que, dans une blennorrhagie chronique, on ne trouve que des gonocoques seuls dans le produit de l'écoulement. Ils sont presque toujours associés à d'autres microbes résultant d'une infection secondaire du canal.

Si ces microbes sont peu nombreux et disséminés, on n'en tiendra pas compte et on traitera l'écoulement en faisant une série de lavages au permanganate de potasse, comme s'ils n'existaient pas.

Si, au contraire, ces microbes sont très nombreux, il faut commencer par les supprimer en faisant des lavages avec un mélange de sublimé (qui exerce une action destructive directe sur ceux-ci) et de permanga-

nate. Et quand ces microbes seront sup-
primés, on continuera les lavages au
permanganate de potasse seul jusqu'à la
disparition des gonocoques.

II.

TRAITER LES INFECTIONS SECONDAIRES.

Il arrive souvent que, lorsque les gonocoques ont disparu, il persiste un suintement ou un écoulement de l'urèthre dans
lequel on constate la présence d'autres
microbes résultant d'une infection secondaire du canal. Ces microbes sont dangereux
pour l'individu qui les porte et pour la
femme avec laquelle il aura des rapports
sexuels. Ils sont d'autant plus faciles à
détruire qu'ils sont moins nombreux, qu'ils
ont apparu plus récemment et qu'ils siè-

gent dans les couches superficielles de la muqueuse du canal.

Il faut donc, dès que l'on aura détruit les gonocoques, être à l'affût des infections secondaires du canal, grâce à des examens microscopiques répétés, et les combattre, dès qu'elles se manifesteront, par des lavages avec une solution de sublimé ou de nitrate d'argent, suivant que le médecin juge opportun l'emploi de l'un ou de l'autre de ces agents médicamenteux.

Parfois, certains malades conservent ce suintement sans vouloir le combattre, soit par négligence, soit pour toute autre cause. Ou bien il arrive que, dès que le médecin leur a annoncé la disparition de ces microbes, ils cessent subitement tout traitement et reprennent aussitôt leur genre de vie antérieure. Il faut qu'ils sachent qu'ils ont besoin de se surveiller pendant plusieurs jours pour combattre ces microbes d'infection secondaire, s'ils venaient à récidiver.

Ces récidives surviennent souvent parce

que l'urèthre conserve, après cette désinfection dont je viens de parler, une grande
facilité à se réinfecter de nouveau, soit aux
dépens des microbes de l'air, soit aux
dépens des microbes que recèle le vagin des
femmes malades ou même saines avec lesquelles l'urèthre vient en contact. Pour
s'opposer à leur retour, on doit, pendant
un certain temps, désinfecter soigneusement
le méat tous les matins après avoir uriné et
après chaque coït à l'aide d'un lavage pratiqué à l'aide d'un petit tampon d'ouate
hydrophile imbibée d'une solution de
sublimé. Malgré cette précaution, ces urèthres malades se réinfectent de temps en
temps, et ces réinfections se manifestent par
des démangeaisons de l'urèthre et par un
retour de l'écoulement. Au moindre signe
de cette nature, le malade doit faire refaire
un examen microscopique et une désinfection
nouvelle du canal.

Il arrive que les lavages au sublimé ne
parviennent pas toujours à détruire les

microbes des infections secondaires du canal.
On doit alors avoir recours à des lavages
avec une solution de nitrate d'argent très
étendue ou à des instillations avec une solution de nitrate d'argent à dose plus élevée.

En quoi consistent ces *instillations*, me
demandent les malades lorsque je leur parle
de ce mode de traitement ? Sont-elles très
douloureuses ? N'exposent-elles pas à des
rétrécissements ?

L'exposé qui va suivre est de nature à
répondre à toutes leurs questions et à cal-
mer leurs appréhensions.

Les lavages au nitrate d'argent se prati-
quent de la même façon que les lavages au
permanganate, mais seulement tous les
deux ou trois jours.

Les instillations de nitrate d'argent néces-
sitent un appareil instrumental qui est très
simple. Il se compose : 1° d'une sonde flexi-
ble terminée à son extrémité inférieure par
une olive à pointe perforée et à son extrémité
supérieure par une ouverture évasée ; 2° d'une

seringue dont la canule se fixe dans l'ouverture évasée de la sonde et dont le piston se
meut à l'aide d'un pas de vis, de telle sorte
que la quantité de liquide injecté tombe
goutte à goutte à chaque demi-tour de
piston.

Quand il existe un suintement chronique
de l'urèthre, il est rare que les lésions de la
muqueuse du canal siègent sur toute l'étendue du canal ; elles siègent soit en un point
du canal antérieur, soit le plus souvent en
un point du canal postérieur. L'appareil
dont je viens de parler permet : 1° d'agir
directement et facilement sur un point quelconque de l'urèthre antérieur ou de l'urèthre postérieur, selon qu'on enfonce la sonde
plus ou moins profondément ; 2° de n'agir
que sur ce point ; 3° de mesurer exactement
et de graduer à volonté et avec précision
l'action du médicament, grâce à la forme
liquide dont on peut varier le degré de con-
centration et la quantité par gouttes.

Avec les données qui précèdent, il est

facile de comprendre combien ce mode de
traitement est supérieur à tous ceux qui ont
été imaginés pour modifier l'urèthre enflammé sur toute son étendue par un suintement chronique. Sans doute, si l'urèthre
antérieur était seul malade, les injections
banales pourraient à la rigueur suffire, mais
puisque, dans la blennorrhagie chronique,
l'urèthre postérieur est presque toujours
intéressé, il y avait intérêt de premier ordre
à trouver un moyen simple et pratique
d'agir sur celui-ci.

L'application simple et facile des instillations et *leur innocuité absolue* les mettent
de beaucoup au-dessus des grands lavages
de nitrate d'argent et des injections ordinaires. En effet, si les grands lavages agissent sur la partie postérieure de l'urèthre
presque toujours intéressée dans les cas
anciens, ils ont l'inconvénient d'agir sur
toute l'étendue du canal. Or, il est inutile,
et même pour ainsi dire nuisible, d'agir
en même temps et au même degré sur

tout le reste du canal, si le canal antérieur n'est pas lésé. Quant aux injections
ordinaires, elles n'arrivent jamais dans
la partie profonde de l'urèthre où cependant l'inflammation s'est presque toujours propagée, dans les cas chroniques.
C'est ce qui explique la supériorité du traitement par les instillations, et pourquoi
tant de malades voient leur suintement
chronique s'éterniser, malgré l'emploi prolongé des injections les plus variées.

On commence par instiller des solutions
faibles de nitrate d'argent, qu'on augmente,
si les effets obtenus ne sont pas immédiatement favorables.

Aussitôt après l'instillation, le malade
ressent ordinairement une sensation de
cuisson, des envies d'uriner plus ou moins
pressantes et plus ou moins fréquentes, et
qui varient selon la plus ou moins grande
impressionnabilité du canal et suivant le titre
de la solution médicamenteuse.

Le plus souvent la douleur de l'instillation

(qui est très supportable d'ailleurs) ne dure que 3/4 d'heure à une heure ; mais les deux ou trois émissions d'urine qui suivent sont encore un peu cuisantes.

On diminue les doses du nitrate d'argent au fur et à mesure que l'on constate la diminution du suintement ou des filaments contenus dans l'urine, ou suivant que l'on voit survenir une réaction inflammatoire trop intense et une sensation de cuisson trop vive pendant la miction.

Les instillations sont faites d'abord tous les deux jours, puis tous les trois ou quatre jours.

Les instillations sont suivies d'une recrudescence de l'écoulement qui dure à peine quelques heures, parfois 24 heures ; dès le lendemain tout rentre dans l'ordre. Le malade doit être prévenu de cette recrudescence, afin de n'en être point alarmé. Quelquefois, mais rarement, cet écoulement peut être teinté de sang, mais *ceci n'a point d'importance ;* le malade ne doit pas s'en inquiéter. Si cette recrudescence de l'écoulement, au lieu d'être passagère, persistait, il faudrait de nouveau procéder à un examen microscopique du produit de l'écoulement, afin de s'assurer qu'il n'existe pas de gonocoques qui, restés à l'état latent dans les glandes de l'urèthre, n'auraient pas été réveillés et n'auraient pas repullulé sous l'action du nitrate d'argent. Dans ce cas, il faudrait suspendre les instillations de nitrate d'argent et revenir aux lavages de permanganate jusqu'à la disparition des gonocoques.

Une fois l'instillation faite, on applique un peu de coton hydrophile sur le méat et on le maintient en le recouvrant avec le prépuce.

Le malade doit s'efforcer de garder le liquide injecté quinze à vingt minutes. C'est souvent chose assez difficile, la plupart des malades éprouvant, aussitôt après l'instillation, de pressants besoins d'uriner.

« Les instillations, de même que les grands lavages au nitrate d'argent, doivent être pra-

tiquées par le médecin lui-même. Abandon-
nées aux malades, elles exposent à des fautes
contre l'antisepsie ou à de fausses manœu-
vres qui peuvent amener des complications
sérieuses. D'ailleurs, le contrôle fréquent du
médecin, soit par l'examen clinique, soit par
l'examen microscopique, est extrêmement
utile pour juger des résultats obtenus et
pour modifier, s'il y a lieu, le titre de la solution ou le choix même du médicament. »
(Dr Guiard.)

En général, ce n'est qu'après cinq ou
six instillations que l'on peut compter sur la
guérison, quand elle est susceptible d'être
obtenue, et encore le traitement ne doit-il
être pas immédiatement suspendu. Il est
prudent de faire encore deux ou trois instillations supplémentaires pour consolider la
guérison, à des intervalles plus espacés et à
des doses moindres.

Dans certains cas, suivant l'ancienneté de
la blennorrhagie, suivant l'altération de la
muqueuse du canal, il est nécessaire de faire

un plus grand nombre d'instillations. Voici
ce que dit un spécialiste distingué, le Dr Berdal : « Il faut faire environ une série de
douze à quinze instillations (quatre à six
semaines de traitement), et s'arrêter, si la
guérison n'est pas obtenue, soit pour employer un autre mode de traitement (lavages
au permanganate), soit pour laisser reposer
l'urèthre. Il n'est pas rare de voir une blennorrhagie chronique résister à une première
série d'instillation, et guérir après une
deuxième série pratiquée au bout d'un mois
de repos. »

On peut également faire des instillations
avec le sulfate de cuivre, mais ce médicament est moins fréquemment employé : il
paraît être moins rapidement efficace que le
nitrate d'argent.

Telles sont les instillations qui, inventées
par le professeur Guyon en 1869, sont entrées
peu à peu dans la pratique courante de la
blennorrhagie, d'abord en France et, depuis
quelques années, dans le monde entier.

Certains malades hésitent à se laisser faire des instillations au nitrate d'argent, craignant que les solutions de nitrate d'argent ne provoquent la formation d'un retrécissement. Qu'ils soient rassurés : les doses de nitrate d'argent employées par le médecin ne sont jamais capables de déterminer cette complication ; qu'ils le sachent bien : les rétrécissements ne sont pas dus aux solutions injectées, mais bien à la persistance des gonocoques dans le canal. C'est pour cette raison que les blennorrhagies chroniques de date récente sont bien plus facilement améliorées par les instillations que les blennorrhagies chroniques de date ancienne, parce que la muqueuse souple et élastique du canal n'a pas eu le temps, sous l'influence d'une suppuration prolongée, d'être transformée en un tissu fibreux, dont je parlerai tout à l'heure.

III.

TRAITER LES LÉSIONS ULTÉRIEURES DE LA MUQUEUSE DE L'URÈTHRE.

Après la disparition des gonocoques, la blennorrhagie peut laisser une irritation de l'urèthre qui se traduit par un écoulement plus ou moins abondant de pus ou de muco-pus dépourvu de toute espèce de microbes.

A. — Cet écoulement guérit assez facile-ment, lorsqu'il est peu prononcé et qu'il succède à une blennorrhagie de date récente, qui a été bien traitée et qui est survenue chez un sujet vigoureux et sain.

Dans ce cas, on fait quatre ou cinq lava-ges de nitrate d'argent, espacés de quarante-huit heures, puis, après un repos de deux ou trois jours, on fait une série de quatre à cinq instillations de nitrate d'argent, espacées de quarante-huit heures, dès que l'urine est devenue claire. S'il reste encore des filaments dans l'urine, on refait, après un repos de trois ou quatre jours, une courte série d'instillations de nitrate d'argent.

Au bout de peu de jours, si la blennorrhagie est récente, et si le malade est sain, la guérison est obtenue.

B. — Cet écoulement est assez rebelle, s'il succède à une blennorrhagie qui dure depuis plusieurs mois ou plusieurs années, et si le sujet est lymphatique, ou arthritique et s'il a eu plusieurs blennorrhagies qui ont été mal traitées.

Dans ce cas, on fait le même traitement que ci-dessus, mais en insistant un peu plus sur les instillations qui peuvent être faites par séries de cinq à six, espacées par huit ou quinze jours de repos.

C. — Cet écoulement est parfois dû à des gonocoques si latents qu'on ne peut parvenir à les découvrir, malgré l'emploi des moyens usités pour arriver à les dépister (voir plus loin).

Il faut alors, après avoir essayé inutilement les lavages et les instillations au nitrate d'argent, revenir aux lavages au permanganate qui font disparaître l'écoulement.

D. — D'autres fois, cet écoulement est dû à l'action d'un traitement local trop prolongé, et en particulier à l'action d'injections irritantes.

Ces moyens ont commencé par amener une amélioration, puis ils ont laissé le suintement persister, et il résiste avec la ténacité la plus désespérante à tous les nouveaux médicaments que l'on croit devoir mettre en œuvre.

Si l'on vient, dans ces conditions, à essayer de ne plus rien faire, on voit souvent, dans l'espace de quelques jours, toute espèce de

sécrétion disparaître et la guérison s'affirmer d'une façon définitive.

E. — Quand il persiste un suintement
malgré l'emploi des lavages au permanganate
et des instillations au nitrate d'argent, on
doit soupçonner, chez le malade, l'existence
d'un rétrécissement du canal, autrement
dit, l'existence d'une lésion de la muqueuse
du canal qui, par suite de l'écoulement prolongé, s'est infiltrée en certains points, s'est
indurée, s'est transformée en un tissu fibreux
qui a fait perdre à la muqueuse sa souplesse
et son élasticité.

Si la blennorrhagie chronique existante
est la suite d'une *première* blennorrhagie
datant de quelques mois ou de moins d'une
année, il y a des chances pour que la
muqueuse n'ait pas encore subi cette trans-
formation fibreuse. Il est très rare qu'une
blennorrhagie qui a débuté une année seulement auparavant, ait occasionnné un rétrécissement. Mais si la blennorrhagie chro-

6

nique est invétérée, de date ancienne, si elle
a subi des alternatives de recrudescence et
d'accalmie, on aura lieu de craindre qu'il ne
se soit formé un rétrécissement dont les conséquences sont à redouter pour le malade,
et qu'il faudra absolument soigner.

Il est facile de constater l'existence d'un
rétrécissement en introduisant dans le canal
un instrument explorateur, autrement dit
une sonde, dont l'extrémité inférieure est
terminée par une olive. Quand le rétrécissement est constaté, il importe absolument
d'ajouter au traitement dont j'ai parlé plus
haut, la dilatation du canal faite le plus lar-
gement possible et à chercher autant que
faire se peut à ramener celui-ci à ses dimen-
sions normales.

On comprend facilement que les moyens
ordinaires employés depuis longtemps jusqu'à ces dernières années (injections, balsamiques), et ceux employés plus récemment
(lavages, instillations) puissent guérir une
lésion superficielle de la muqueuse de l'urè-

thre, mais restent sans action contre ces
infiltrations dures qui ont envahi l'épaisseur
de la muqueuse. Le seul traitement à leur
opposer, c'est la dilatation du canal, combi-
née, le cas échéant, avec les instillations de
nitrate d'argent. Ces infiltrations ne peuvent se résorber, s'atrophier, qu'en faisant
subir à la muqueuse une distension répétée,
une sorte de massage produit par le frotte-
ment d'un corps dur introduit dans le canal.
« Un rétrécissement est une barrière derrière
laquelle les gonocoques se nichent, et que
les instillations pas plus que les lavages ne
parviennent à détruire ; si on ne nivelle pas
cette écluse, les gonocoques restent ; mais,
pour la détruire, pour faire disparaître ce
recoin ou s'abritent les gonocoques, il faut
pratiquer la dilatation du canal, d'où la
nécessité d'y passer des instruments. »
(Dr Delafosse.) Ces instruments sont des
sondes dont le calibre va en augmentant
d'une façon régulièrement progressive, et
que l'on introduit dans l'ürèthre, jusqu'à ce

que l'on ait obtenu son élargissement au niveau des points rétrécis.

L'augmentation du suintement de l'urèthre après l'introduction des sondes constitue un signe favorable, parce qu'il démontre que la muqueuse n'est pas le siège d'une infiltration trop profonde, et que la guérison sera plus rapide.

On ne peut évaluer d'une façon précise le nombre de séances de dilatation à faire ; cela dépend de l'état des lésions de l'urèthre. Mais chaque fois que l'on veut passer une sonde, il faut prendre les précautions suivantes : 1° désinfecter la sonde dont on veut se servir ; 2° uriner ; 3° faire un lavage de l'urèthre et remplir la vessie avec de l'eau boriquée ; 4° introduire la sonde après l'avoir graissée avec de la vaseline stérilisée, et la laisser quelques minutes ; 5° retirer la sonde ; 6° uriner pour rendre la solution injectée dans la vessie ; 7° faire ensuite une instillation au nitrate d'argent pour compléter le traitement de la blennorrhagie chronique. De cette façon, il n'y a pas à redouter qu'il se produise une infection secondaire.

Une fois la dilatation effectuée et la guérison de la blennorrhagie chronique obtenue, il se peut que le malade soit obligé de se sonder, longtemps après, à des intervalles réguliers, pour maintenir la dilatation d'une façon définitive.

.F. — Quand un suintement persiste malgré l'emploi de tous les moyens que je viens d'indiquer, malgré la suppression de tout traitement local pendant un certain temps, il devient alors extrêmement difficile de se faire une opinion motivée sur la véritable nature de l'écoulement dont il s'agit et qui est aussi rebelle.

Dans ces cas-là, on est bien obligé de ne plus rien tenter localement, parce que l'inflammation s'est propagée aux glandes de l'urèthre, qui ne se laissent pénétrer et modifier, quoi qué l'on fasse, par aucune des substances que l'on injecte dans le canal. Le

malade évitera d'essayer et d'épuiser successivement, ainsi que cela a lieu malheureusement trop souvent, toutes les injections
recommandées à la quatrième page des journaux, injections de composition bizarre, évi-
demment nées d'un caprice, dont rien ne
justifie l'emploi et qui, sans offrir grande
chance de succès, font courir des risques de
complications, et dont la nature irritante
sert plutôt à entretenir qu'à tarir la sécrétion du canal. Du reste, à ce moment, ce
suintement n'est plus contagieux et ne peut
plus engendrer de complications.

Ce qu'il faut alors essayer, suivant les conseils des spécialistes les plus éminents
(Ricord, Fournier), c'est de ne plus faire
aucun traitement local. Souvent l'écoulement
se tarit de lui-même dès qu'on laisse agir
exclusivement la nature.

Cependant on peut agir puissamment sur
cet écoulement en traitant l'état constitu-
tionnel du malade (lymphatisme, scrofule,
rhumatisme, etc.). A ce point de vue, cer-

tains médicaments (le fer, le quinquina,
l'arsenic, l'huile de foie de morue), les bains
sulfureux, les bains salés, les douches froi-
des, les frictions sèches ou aromatiques sur
la peau avec un gant de crin ou avec de la
flanelle, le séjour en pleine campagne dans
le cours de l'hiver, ou l'été au bord de la
mer, jouissent d'une efficacité incontestable.
Il n'est pas rare alors de voir survenir une
guérison qui est peut-être autant le fait de
la suppression de traitements locaux que de
l'emploi de moyens toniques et généraux
(Dr Guiard).

§.

*Durée du traitement de la blennorrhagie
chronique.*

Par tout ce qui précède, on peut se rendre
compte que la blennorrhagie chronique est
une affection que le malade qui en est
atteint ne doit pas négliger ni laisser s'éter-

niser. Combien sont coupables ceux qui n'y
prêtent aucune attention, qui ne veulent pas
s'astreindre pour un temps à modifier leurs
habitudes et leur genre de vie, et qui se
disent qu'ils seront toujours à temps de se
soigner lorsqu'ils seront à la veille de se
marier ! Ils facilitent la production de lésions
profondes de la muqueuse du canal, lésions
dont ils auront ensuite beaucoup de peine
à se débarrasser.

Bien qu'aucun autre traitement que celui
que je viens d'exposer ne donne de résultats
aussi rapidement satisfaisants que lui, on
est obligé de reconnaître que « la durée du
traitement de la blennorrhagie chronique,
même par un traitement méthodique, est
toujours longue » (Dr Janet).

*Ce traitement ne peut, en effet, être continué
sans interruption durant tout le cours de la
maladie.* Quels que soient les moyens employés, il ne faut les employer que par
séries relativement courtes, séparées par des
intervalles de repos et même de temps en

temps par de longues périodes d'observation, afin d'éviter de pousser trop loin l'action des médicaments et de provoquer une irritation nouvelle de la muqueuse qui s'ajouterait à celle résultant de la maladie elle-même, sans compter que la muqueuse finirait par s'accoutumer à l'action trop prolongée des médicaments et par ne plus subir l'influence irritative favorable que le médecin s'efforce de rechercher par leur emploi.

Malheureusement le malade ne comprend pas toujours qu'on suspende le traitement, qu'on cesse de le traiter d'une façon continue ; il croit qu'on l'abandonne, qu'il n'a plus de guérison à espérer, ou bien il craint que cette suspension de traitement ne lui fasse perdre le bénéfice du traitement antérieur. Il n'en est rien cependant : ces intervalles de repos ne peuvent que faciliter sa guérison lorsqu'on reprendra une nouvelle période de traitement.

§.

Preuves de la guérison.

Le malade pourra se croire guéri lorsque, plusieurs jours après la cessation de tout traitement, il n'aura plus constaté ni aucun suintement ni une goutte matinale, ni la présence de filaments dans l'urine du matin.

Cette simple constatation est-elle suffisante pour permettre d'affirmer une guérison complète et définitive ? Non.

Parce qu'il n'y aura plus d'écoulement dans lequel il sera par conséquent impossible de trouver des gonocoques, il ne faut pas toujours croire qu'il ne puisse plus exister aucun gonocoque dans l'urèthre. Il peut en exister à l'état latent, qui se réveilleront lors du premier excès commis par le malade. Il faut donc, par mesure de prudence, chercher à savoir s'il existe encore des gonocoques

Il est trois ordres de moyens qui permettent de dépister leur existence :

1° On peut faire une injection avec une solution de nitrate d'argent ou de sublimé. S'il existe encore des gonocoques, on les voit repulluler le lendemain ou le surlendemain.

Les gonocoques épargnés par les lavages au permanganate de potasse trouvent un excellent milieu de culture dans le pus provoqué par la réaction de l'injection, et se développent avec une intensité nouvelle ;

2° Une évacuation spermatique volontaire (coït) ou involontaire (pollution nocturne) peut aussi faire réapparaître les gonocoques, par suite de l'excitation produite ou des contractions survenant au moment de l'éjaculation et provoquant l'expulsion de gonocoques hors des glandes uréthrales.

On comprend que le coït ne saurait être recommandé comme procédé d'épreuve.

Certains malades croient que les excès de boissons et de coït, qu'une grosse orgie, par exemple, peuvent amener la guérison immédiate d'écoulements rebelles à toutes les médications rationnelles. Si le fait peut être exceptionnellement vrai, et si, d'autre part, on considère tous les cas dans lesquels des infractions légères ou graves ont amené au contraire des rechutes ou des complications, il ne viendrait à l'esprit de personne de conseiller de tels procédés de traitement, sans compter les raisons d'ordre moral sur lesquelles il est inutile d'insister ;

3° Enfin, l'irritation produite par l'ingestion de la bière peut également faire repulluler dès le lendemain ou le surlendemain les gonocoques qui auraient été épargnés par les lavages. Pour que cette épreuve soit bien convaincante, il est nécessaire que le malade prenne le soir, après dîner, trois à quatre verres de bière, plus même si son estomac le permet.

Il est bon de ne pas faire l'épreuve de la bière avant huit jours à partir du dernier examen microscopique qui aura été négatif,

car on a vu des récidives spontanées se
produire sept jours après le dernier lavage,
et il est toujours plus facile d'arrêter un
écoulement qui s'est reproduit spontanément qu'un écoulement qui a reparu à la
suite d'un excès.

En thèse générale, voici comment je
procède :

Quand les filaments contenus dans l'urine
sont courts, en petit nombre, surnageant,
j'engage le malade à venir un matin, dès la
première heure, sans avoir uriné depuis la
veille et ayant assez assez fatigué dans la
journée précédente. Je pratique le massage
de la prostate, puis je ramène l'index le long
du canal en appuyant assez fortement. Je
recueille au méat la sécrétion ainsi obtenue,
et j'en fais immédiatement l'examen microscopique. Si cet examen est négatif, j'engage
le malade à boire dans la semaine qui suit
de la bière, voire même du champagne, à
faire du vélocipède, des marches forcées ;
puis nouvel examen matinal ; s'il est encore

négatif, j'autorise le malade à coïter *quinze jours après*.

Avec ce procédé, s'il n'y a pas certitude complète, il y a au moins de grandes chances d'éviter toute contamination de la part du malade. Je dis : grandes chances, parce qu'il ne faudrait pas croire que ces deux épreuves par le coït ou par la bière soient absolues dans tous les cas, et qu'il suffise de les appliquer à un malade quelconque pour affirmer ensuite qu'il n'existe pas de gonocoques. Elles n'ont cette valeur que pour un médecin qui vient de traiter un malade durant tout le cours d'une blennorrhagie récente, et dont il a pu suivre toutes les complications.

Si, au contraire, j'applique ces épreuves à un malade que je ne viens pas de traiter, qui a suivi ou non un traitement d'autre part, à un candidat au mariage, par exemple, qui vient me consulter pour savoir s'il peut se marier sans crainte d'avoir à contaminer sa femme, ces épreuves n'ont qu'une valeur relative, car il peut exister chez lui des foyers situés en dehors de l'urèthre, et renfermant des gonocoques qui ne sont aucunement influencés par ces épreuves. Ces foyers extra-uréthraux, le médecin les connaît, quand ils existent chez un malade qu'il vient de traiter pendant un certain temps ; mais il peut les méconnaître si le malade se présente à lui entre deux poussées d'infection par les gonocoques. Il faut, dans ce dernier cas, multiplier les épreuves, observer le malade pendant un temps suffisant, un mois ou deux, pour laisser les foyers extra-uréthraux se manifester, s'il en existe. Ce sont là des faits assez rares, je le veux bien, mais la possibilité de leur existence doit imposer au médecin une grande réserve pour émettre l'avis qu'on lui demande.

§.

Précautions à prendre aussitôt après la guérison.

Une fois la guérison bien prononcée, le malade doit prendre toutes les précautions pour éviter, autant que possible, une nouvelle réinfection. Car il faut qu'il sache que, pendant les deux ou trois mois qui suivent sa guérison, il est extrêmement apte à contracter la chaudepisse, s'il a des rapports avec une femme qui est atteinte de cette maladie, et que, s'il n'a pas contracté plus souvent la blennorrhagie, ce n'est pas parce que les femmes qu'il fréquentait étaient toujours saines, mais c'était plutôt parce que son urèthre savait se défendre contre les gonocoques qu'elles portaient; il est nécessaire qu'il soit bien averti qu'il lui faut attendre un certain temps pour retrouver la même résistance à l'infection blennorrhagique.

Pour se préserver d'une infection blennorrhagique nouvelle, on recommande
d'user de l'un des procédés suivants :

1° Ou bien l'on pratique le coït en se
servant d'un préservatif, le condom [1].

Ce moyen est quelquefois incertain, car
on peut contracter la blennorrhagie dans ces
conditions, si les mucosités qui recouvrent
le condom viennent en contact avec l'orifice
du méat, au moment où on le retire ;

2° Il est préférable de se laver la verge et
l'orifice du méat, immédiatement après le
coït, avec une solution de sublimé. Il est
toujours facile d'obtenir instantanément et
sur place une solution de sublimé en jetant
dans une cuvette à demi remplie d'eau un
papier au sublimé de Balme, que l'on peut
porter sur soi. On se lave le gland et le
méat avec cette solution ; le lavage du méat
doit être fait en écartant les lèvres de cet
orifice et en laissant tomber entre elles une

---

[1] Voir mon livre sur l'*Hygiène dans la blennorrhagie*.

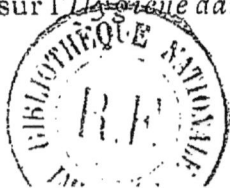

goutte de cette solution, qu'on y laisse séjourner pendant une minute.

Ce n'est pas seulement une réinfection blennorrhagique que l'état de l'urèthre après la guérison permet de contracter facilement, c'est encore une infection secondaire tardive de l'urèthre par des microbes autres que les gonocoques, infection qui se produit, soit aux dépens des microbes de l'air, soit aux dépens des microbes contenus dans les sécrétions vaginales des femmes en apparence très saines, mais atteintes d'une légère inflammation de la matrice, ainsi que cela a lieu si souvent. Pour éviter ces infections secondaires, on prendra, après le coït, les mêmes précautions que je viens d'indiquer ; il sera même utile de procéder à ces lavages tous les jours, matin et soir, d'une façon régulière, pendant un ou deux mois.

§.

Du mariage chez les blennorrhagiques.

Il n'est pas inutile, je crois, de faire connaître aux malades atteints de blennorrhagie,
à quels dangers ils exposent leur femme,
s'ils se marient sans être complètement guéris, lorsqu'ils sont porteurs d'une goutte le
matin ou lorsque leur urine contient des
filaments. Car il en existe beaucoup qui se
croient guéris, alors qu'ils ne le sont point ;
il en est d'autres qui, soit par indifférence,
soit parce qu'ils sont lassés du traitement,
vivent avec leur infirmité sans souci de la
guérir, et qui se marient sans songer aux
conséquences fâcheuses qu'elle peut déterminer chez une femme.

La contagion par la goutte peut être évitée
si l'on prend le soin d'uriner avant le coït et
d'éviter les rapports du matin, parce que la
goutte, quand elle a été emportée par les

urines, met toujours un certain temps avant
de se reproduire ; elle se reproduit plus
facilement durant la nuit, pendant plusieurs
heures de sommeil et de repos que durant le
jour, où les émissions d'urine ont lieu à des
moments plus rapprochés : d'où il s'en suit
que les rapports du matin ont le plus de
chances d'entraîner une éjaculation infectée.

Mais si un seul coït n'entraîne pas fata-
lement la contagion, grâce aux précautions
prises, un moment d'oubli, le manque de
précautions, les coïts renouvelés qu'exige
forcément la vie conjugale, permettront
presque toujours à la jeune femme d'être
contaminée. Qu'arrive-t-il alors ? Je ne
saurais mieux faire qu'en laissant ici la
parole au distingué chirurgien de Saint-
Lazare, M. le docteur Jullien, qui a traité
cette question magistralement :

« C'est chose fréquente que la blennorrhagie acquise par la femme dans les premiers jours du mariage... On peut être
étonné que des microbes restés chez l'homme

inoffensifs depuis des mois, souvent même
des années, se révèlent aussi terribles dans
leur transmission. Rien n'est plus logique .
cependant, ni mieux prouvé par ce que l'on
sait aujourd'hui sur les fonctions de certains
microbes passant d'un milieu épuisé, où ils
ont fini par subir une sorte d'atténuation,
dans un milieu vierge. De plus, il faut
compter avec les innombrables microbes,
habitants inoffensifs à l'ordinaire des muqueuses vaginale et utérine de la femme, et
susceptibles de préparer le développement
de leurs congénères, même d'y coopérer, par
une sorte d'association malfaisante. Quoi
qu'il en soit, dans les rapprochements conju-
gaux, les gonocoques inertes rencontrent .
leur terrain, et s'y trouvent déposés dans des
conditions de réceptivité merveilleusement
propice : congestion due aux états érectifs,
frottements répétés, violences, écoulements
de sang, fluxions menstruelles. Il serait
inadmissible qu'ils y restassent inféconds.
La vitalité est récupérée, la semence lève,

et les générations microbiennes se succèdent,
portant bientôt la virulence à son maximum
d'intensité... C'est l'heure des accidents
aigus pour la jeune victime... Au bout de
quelque temps, elle va consulter le médecin
pour des pertes dont l'origine lui paraît
inexplicable. Très souvent le mari ne
l'accompagne pas, et elle est conduite par
une parente, une amie. Il est bien facile
au médecin de remonter à la source du mal ;
pour un œil exercé, les maux de la femme
dévoilent clairement la maladie du mari.
L'examen microscopique permet de trouver
le gonocoque : on le découvre à la vulve,
dans l'urèthre, au col de la matrice « cette
cible de l'organe fécondant », qui est souvent infectée d'emblée, pour peu que les
rapports soient complets.

Mais ce n'est pas là le cas ordinaire. Peu
après le mariage, nombre de femmes souf-
frent, se font languissantes, se plaignent de
pertes blanches, de règles douloureuses, de
maux de reins, de pesanteurs dans l'abdo-

men ; le bas ventre est sourdement douloureux, les mictions sont fréquentes et péni-
bles, la digestion se fait lentement, la marche
est fatigante. L'entourage ne s'étonne guère
de son état que l'on a trop de tendance à
expliquer par les transformations de son
organisme délicat, par les exigences d'un
tempérament facilement qualifié d'excessif,
peut-être un début de grossesse. On en
plaisante plutôt qu'on ne s'en alarme. On
conseille la modération à des malheureuses
qui n'ont qu'un but, se soustraire au coît,
non qu'elles le sachent à ce point respon-
sable, mais parce qu'elles le redoutent comme
cause d'exaspération pour leurs malaises.

Petit à petit, tous les organes de l'appareil
génital se prennent en totalité. Il s'établit
des désordres persistants, sans aucune tendance à la guérison. La santé générale se
débilite, toutes les fonctions s'alanguissent,
la femme se traîne, payant par de longues
fatigues une minute d'entrain, un petit écart
d'hygiène, une promenade prolongée. Elle

fait des fausses couches ou reste stérile
(90 %, des femmes stériles ont pour maris
des hommes qui, à une époque de leur vie,
ont eu la blennorrhagie). Le foyer est sans
enfant ; la gaieté a disparu. Et cela peut
durer des années ! Pendant ce temps-là, les
maris, ne soupçonnant pas qu'ils sont la
cause de tous ces maux, ont la conscience
tranquille, ils courent à leurs affaires, à
leurs cercles, se créent plaisirs et relations
nouvelles, et désertent la morne alcôve conjugale. Ils peuvent compter sur toutes les
sympathies, car qui ne les plaindrait d'avoir
épousé des femmes de si mauvaise santé !

... Ce n'est pas tout. C'est que, à son
tour, la femme peut transmettre à son
mari les microbes *renforcés* dont elle a reçu
le dépôt, et que lui-même peut être atteint
d'une blennorrhagie aiguë dont il est l'au-
teur. Autrefois, avant la découverte du
gonocoque, quand une blennorrhagie sur-
venait peu après le mariage, chez un homme
qui passait pour n'en être pas atteint anté-

rieurement, il pouvait accuser sa femme ; on
croyait alors au développement spontané
de la chaudepisse dans le lit conjugal :
cette erreur n'est pas à regretter, car elle
a dû sauver bien des innocentes. »

J'ai cru faire œuvre utile en éclairant les
jeunes gens, à quelque classe de la société
qu'ils appartiennent, sur les conséquences
ultimes de la blennorrhagie chronique, en
leur faisant bien voir l'avenir conjugal em-
poisonné, la postérité compromise, s'ils se
marient sans être radicalement guéris. C'est
le devoir de tout médecin, qui importe à la
fois au bonheur des individus et à la pré-
servation sociale.

DEUXIÈME PARTIE

Blennorrhagies sans gonocoques.

A côté des blennorrhagies à gonocoques dont je viens de parler, il en existe d'autres dont le produit de l'écoulement, même à la période de début, n'a jamais contenu de gonocoques, et dont, par cela même, la nature et l'origine sont absolument différentes. Il est souvent difficile au médecin de distinguer ces deux espèces de blennorrhagies l'une de l'autre, quand un malade se présente à lui porteur d'un écoulement ancien, et qui, bien que dépourvu de gono-

coques à ce moment-là, a pu en contenir à
son début.

Je me bornerai à mentionner, pour mé-
moire, les rares cas signalés de blennorrhagies survenues à la suite de masturbation ou
d'érections longtemps prolongées, de caté-
thérismes de l'urèthre, de l'ingestion de
certains aliments et de certaines boissons
(asperges, cresson, écrevisses, bière, vin
blanc, cidre, champagne, liqueurs fortes), et
celles survenues durant le cours de certaines
maladies (oreillons, goutte, rhumatisme),
pour parler de celles, beaucoup plus fréquentes, qui sont d'origine vénérienne, et
qui, de même que les précédentes, sont carac-
térisées par l'absence de gonocoques pendant
toute leur durée.

Parmi elles, il en est dont le produit de
l'écoulement renferme des microbes variés,
et d'autres dont le produit de l'écoulement
ne renferme aucune espèce de microbes. Il
est inutile de répéter que l'examen microscopique permet seul de distinguer ces variétés de blennorrhagie.

I.

BLENNORRHAGIES SANS GONOCOQUES, MAIS AVEC D'AUTRES MICROBES.

Le canal de l'urèthre, à l'état le plus normal, est presque toujours habité par les microbes les plus variés sans en être le moins du monde incommodé. Mais il peut arriver un moment où sous l'influence d'une occasion favorable, ces microbes se multiplieront et cesseront de devenir inoffensifs. Ces blennorrhagies reconnaissent deux causes :

1° L'introduction de nouveaux microbes dans l'urèthre, microbes qui augmentent la virulence des microbes siégeant dans ce dernier.

Ces nouveaux microbes proviennent de

femmes non blennorrhagiques, mais qui, au moment des rapports sexuels, ont leurs règles ou sont atteintes d'une inflammation de la matrice ou du vagin. La sécrétion vaginale est beaucoup plus riche en microbes lorsqu'elle provient d'un organe enflammé. De même, pendant les règles, il y a pullulation des microbes normaux dans les replis du vagin.

Si l'on admet une sorte d'aspiration uréthrale au moment du coït, il est naturel de penser que le coït avec une femme, même saine, pourra amener dans le canal de l'urèthre des microbes plus nombreux et plus virulents au moment des époques menstruelles ;

2° La prédisposition de la muqueuse du canal de l'urèthre à se laisser infecter facilement.

L'infection se produira d'autant plus facilement qu'elle viendra se greffer sur une muqueuse lésée auparavant par une vraie blennorrhagie guérie récemment, ainsi qu'on a pu le lire plus haut quand j'ai parlé des infections secondaires consécutives à une blennorrhagie avec gonocoques.

Ce qui montre bien qu'une prédisposition spéciale de la muqueuse de l'urèthre est nécessaire au développement de cette variété de blennorrhagie, c'est qu'on voit tous les jours des femmes atteintes de pertes jaunes, épaisses, manifestement purulentes, fétides, sanieuses même, et qui ne communiquent, par les rapports sexuels, aucune irritation uréthrale : les hommes qui les fréquentent ont un urèthre dont la muqueuse est saine et oppose une certaine résistance à une infection par les microbes étrangers.

Ces blennorrhagies exigent un traitement qui consiste en des grands lavages ou en des instillations avec des solutions plus ou moins fortes de sublimé ou de nitrate d'argent.

II.

BLENNORRHAGIES DÉPOURVUES, PENDANT TOUTE
LEUR DURÉE, DE TOUTE ESPÈCE DE MI-
CROBES.

Ces blennorrhagies peuvent survenir soit
à la suite de rapports sexuels, soit spontanément.

A. — *Par les rapports sexuels.*

Cette variété de blennorrhagie répond à ce
que les malades désignent tous le nom
d'*échauffement.*

Elle résulte d'une susceptibilité particu-
lière de la muqueuse du canal venu en contact avec les sécrétions vaginales de certaines
femmes, sécrétions rendues irritantes parti-
culièrement pendant et immédiatement après
les règles. Cette susceptibilité est person-

nelle à l'individu, parce qu'on a pu se rendre compte que telle femme a rendu malade le même homme deux et trois fois, tandis qu'elle était invariablement inoffensive pour d'autres hommes.

Cette variété de blennorrhagie est habituellement inoffensive pour le porteur ; elle n'expose pas aux complications précoces (orchite, cystite), ni aux complications tardives (rétrécissement) ; elle paraît être également inoffensive pour les femmes avec lesquelles le malade a des rapports.

Dans un grand nombre de cas, elle est rapidement améliorée ou guérie par des lavages ou des instillations avec une solution de nitrate d'argent.

B. — *Spontanément.*

On voit parfois un écoulement survenir chez des individus qui n'ont jamais eu d'affection vénérienne, et qui n'ont pas eu de rapports sexuels depuis trois, quatre et même cinq semaines.

8

« L'écoulement est le plus souvent peu abondant, aqueux ou séreux, et se maintient pendant des semaines et des mois.

Les sensations éprouvées par le malade pendant la miction et en dehors d'elle sont à peu près nulles. Il se plaint quelquefois d'une chaleur désagréable en urinant.

L'écoulement continue ainsi, sensiblement égal à lui-même, sans être notablement influencé ni par les écarts de régime, ni par les rapports sexuels, ni par les privations les plus sévères, ni même le plus souvent, hélas ! par les médications les plus variées. » (Dʳ Guiard.)

Mais si la maladie est longue, elle finit toujours par guérir spontanément. Quand les médications diverses ont échoué, on aura recours aux moyens toniques : fer, quinquina, arsenic, frictions générales, bains sulfureux, bains de mer.

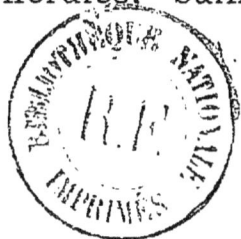

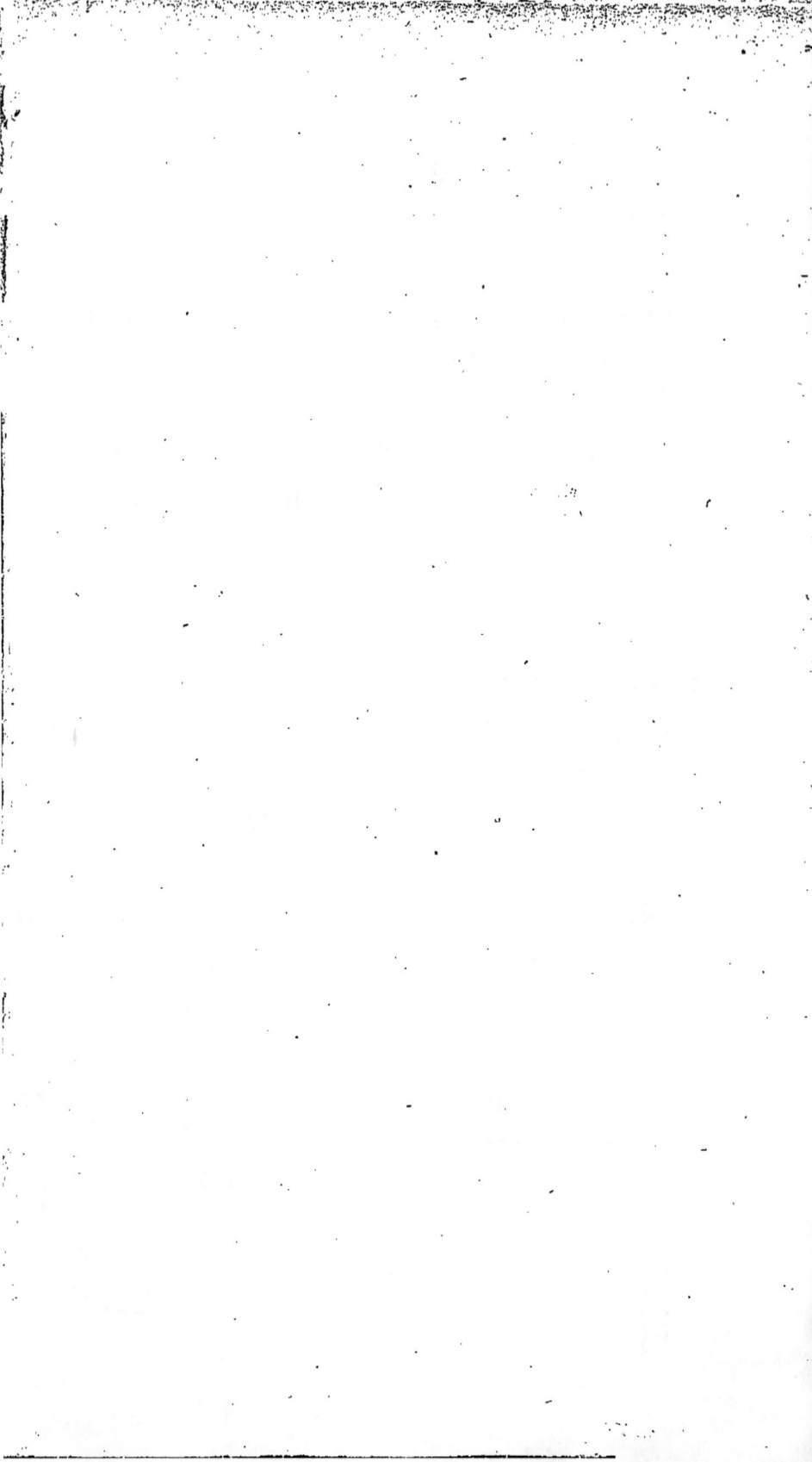

www.ingramcontent.com/pod-product-compliance
Lightning Source LLC
Chambersburg PA
CBHW071217200326
41519CB00018B/5557